Título Original:

Alimentación, Deporte y Endorfinas

Autor: Sanha Miller

*Año de edición: Febrero **2017***

Alimentación, Deporte y Endorfinas
Sanha Miller

Alimentación, Deporte y Endorfinas
Sanha Miller

ÍNDICE

Tendencia Fitness. Mindfulness y Deporte

Quizás has oído hablar a menudo del mindfulness y deporte y de sus múltiples beneficios, incluso para los deportistas. Pero ¿qué es el mindfulness? La palabra significa conciencia, pero es entendida en un modo particular. Si deseamos una traducción más literal podríamos decir "plenitud mental" o "conciencia plena".

Ciertamente las palabras no son el medio más indicado para describirla, es mejor lograr tener una experiencia concreta y directa de meditación mindfulness. Entre las posibles descripciones se ha hecho clásica la de Jon Kabat-Zinn, uno de los pioneros de este enfoque.

Mindfulness significa entonces prestar atención en un modo específico: con intención, en el momento presente, sin emitir juicio de valor.

Mindfulness y Meditación

Justamente la base del mindfulness es la meditación de conciencia. Se trata de una de las principales tradiciones meditativas del budismo clásico, consiste en proponer un nivel introductorio de práctica para la meditación, adecuado y adaptado a:

- Los contextos cotidianos.
- La sociedad moderna.
- La experiencia de vida normal que experimentamos todos los días.

Esto nos ayuda a desarrollar un enfoque diverso al enfrentar dificultades, imprevistos y desilusiones que podamos encontrar.

¿Cómo Funciona el Mindfulness?

La verdadera dificultad de la práctica está en la simplicidad. Todo parte de la atención y del modo en que la usamos.

Primeramente, la presencia de la atención aumenta en el tiempo y nos hace percibir con mayor riqueza el momento presente.

A su vez nos enseña a estar plenamente conscientes de las experiencias negativas o las dificultades, cuando se tiene miedo o nos sentimos incómodos, para que esto sirva como motivo de crecimiento e incluso de creatividad.

El Trabajo Mental

Se trata de un trabajo mental contra-intuitivo en cuanto nos pide mirar cara a cara nuestra ansiedades y miedos en vez de alejarlos, para así aprender a dominarlos con la lucidez del pensamiento. De esto modo habrá un menor condicionamiento y más espacio para actuar de manera diferente.

Mindfulness y Deporte

Los beneficios son tantos a nivel de:

- Concentración.
- Enfoque a situaciones estresantes.
- Rendimiento.

Cada deporte requiere que seamos conscientes del estado mental y corporal en el momento presente; puesto que, sin la debida atención el equilibrio mente-cuerpo necesario para un óptimo performance se rompe, siendo fácil dejar escapar el momento justo, estar fuera de tiempo, con resultados por debajo de la propia capacidad o, de hecho, encontrarse con situaciones desafortunadas.

Además, el mindfulness requiere que se cultive un lugar mental quieto y estable, permitiendo acceder a una zona de fuerza interior que dirige la energía en el modo correcto aún en contextos altamente estresantes, de distracción y ruidosos.

Del mismo modo se pueden alcanzar niveles más elevados de habilidad en la propia disciplina, aumentando la integración entre:

- El sistema interno de la propia percepción del cuerpo.
- La conciencia sensorial.
- Los pensamientos, las imágenes y las emociones.

En este estado de conciencia capaz de integrar lo cognitivo con las emociones y sensaciones que se presentan momento a momento, el atleta está en capacidad de recopilar una gran cantidad de información útil para el rendimiento deseado, elegir los tiempos y modos más oportunos de acción sin derroche de energía.

Alimentación, Deporte y Endorfinas
Sanha Miller

La Psicología del Deporte

Para muchos, el psicólogo deportivo es la figura profesional que se ocupa del deporte a nivel agonístico y ayuda a los atletas o equipos a optimizar el rendimiento, gracias a intervenciones de entrenamiento mental.

En realidad, aparte de estas intervenciones típicas, la psicología del deporte está desarrollando métodos destinados a las personas comunes que desarrollan trabajos sedentarios pero que desean dedicar una parte del propio tiempo libre para la actividad física.

El psicólogo es un experto que puede proporcionar cambios en el estilo de vida para desarrollar hábitos más saludables que incluyan el ejercicio físico como práctica positiva para el bienestar físico y psicológico.

Alimentación, Deporte y Endorfinas
Sanha Miller

Hombres vs Mujeres en el Fitness

Sucede muy a menudo que no existe una diferenciación en cuanto a las estrategias en la práctica de la actividad física, la alimentación y nutrición en hombres y mujeres. La mayor parte de los expertos continúa mencionando los principios fisiológicos y regulaciones hormonales sin considerar las diferencias sustanciales que existen entre ambos géneros (hormonas y composición corporal).

¿De Qué Tratan Estas Diferencias?

Las hormonas sexuales son la base de todo. Para entender mejor el concepto, pensemos en los cambios de la composición corporal que hacen que la masa grasa vaya aumentando en el hombre. Alguna vez te has preguntado ¿Por qué la mujer necesita más grasa corporal?:

Precisamente porque el parto y la lactancia requieren de mayores reservas energéticas. De hecho, la cantidad de masa grasa esencial en las mujeres es mayor con respecto a la del hombre (10-12% en relación al 3-4% respectivamente).

Las Mujeres Tienen Más Desventajas al Perder Peso Rápidamente

- Diversos factores hacen que la pérdida de peso para los hombres sea más fácil, ellos tienen a su favor la composición corporal, tienen más músculos; en cambio un 10% más del índice masa corporal en las mujeres está representado bajo la forma de grasa.
- El tejido muscular quema 3-5 veces más energía que los tejidos grasos; por tanto, así como se gana musculatura aumenta la tasa metabólica que permite quemar calorías aun cuando se esté durmiendo o inactivo. Por causa de la mayor masa muscular, el metabolismo basal de un hombre puede ser hasta un 10% superior con respecto al de una mujer de la misma edad y peso.
- Los hombres y mujeres varían en el tipo de grasas de las cuales están constituidos sus cuerpos.

¿Por Qué Las Mujeres Sufren a Menudo de Retención de Líquidos?

Esto se debe a las hormonas sexuales femeninas: los estrógenos. Estas hormonas tienen diversas ventajas en cuanto se refiere al mantenimiento de la salud, pero su acción, lamentablemente, puede ser fastidiosa desde el punto de vista estético.

Entre la función de los estrógenos se encuentra seguramente la vasodilatación de las venas y el aumento de la permeabilidad de los capilares. Estas acciones son el motivo por el cual la mujer sufre a menudo de retención de líquidos.

A partir de dicho aspecto sería útil resaltar que un excesivo volumen de entrenamiento del tren inferior del cuerpo conlleva a una acumulación de líquidos. En otras palabras, los estrógenos tienen un rol protector y pro-salud, pero en contraposición, hacen más difícil (pero no imposible) el alcance de un cuerpo atlético para las mujeres.

Concentrarse más en el Aumento de la Masa Muscular

Una mujer que aspira a un físico atlético y duro debería concentrarse más en el aumento de la masa muscular que en la reducción excesiva del peso corporal.

La obsesión por el peso en la balanza hace que la mayor parte de las mujeres sufran condiciones de hipo-nutrición y de bajo peso corporal sinceramente alarmantes. La unión de una "restricción calórica excesiva y prolongada" con el "aumento del ejercicio físico intenso y estresante" conlleva a una infinidad de resultados negativos si no es realizado de manera controlada y equilibrada.

A propósito del ejercicio físico con sobrecargas y del "aumento de la masa muscular", es necesario recalcar que es altamente improbable que una mujer aumente sus músculos de modo exponencial, tal como lo podría hacer un hombre. Hace falta entender que los objetivos que persiguen una tonificación muscular pasan indiscutiblemente por el incremento del tamaño de las fibras musculares.

La masa muscular es masa celular activa que además de retener líquidos contribuye a endurecer los músculos. Esto significa que si quieres glúteos perfectos debes necesariamente realizar ejercicios con sobrecargas (pesas) y seguir un plan nutricional adecuado.

Alimentación, Deporte y Endorfinas
Sanha Miller

Descubre los Beneficios del Cross Training

En los últimos años muchos de nosotros hemos oído hablar cada vez más del Cross Training o entrenamiento funcional, pero ¿de qué se trata esta tendencia fitness y para qué funciona? Es una actividad que sirve para completar el clásico entrenamiento de bodybuilding, entrenando los músculos de manera aislada.

Su práctica es particularmente útil para todos aquellos atletas y deportistas aficionados que quieren trabajar los músculos de todo el cuerpo en general o grupos de músculos específicos de interés; lo más resaltante es que permite mejorar algunos aspectos de la propia salud. Por tanto, conlleva una serie de beneficios asociados que son imposibles de ignorar y del cual hablaremos más adelante.

¿Qué es el Cross Training?

Tal y como lo sugiere el nombre, es un tipo de entreno que permite practicar más de una disciplina deportiva, es una metodología con la que se puede conseguir un buen tono muscular general.

Gracias al hecho de que se basa en la práctica de más disciplinas deportivas, el riesgo de sufrir lesiones es más limitado, ya que se efectúan movimientos diferentes y no repetitivos con lo que se puede:

- Mejorar la capacidad aeróbica.
- Reducir el estrés

En términos generales, se organiza de esta manera:

- Se practica sobre todo la disciplina fundamental que interesa desarrollar y, luego se agrega a ésta una serie más o menos numerosa de otras actividades físicas.

Quien esté interesado en mejorar la fuerza física podrá llevar a cabo ejercicios con el propio peso, con las máquinas, y pesos libres. Quien en cambio desea mejorar la flexibilidad podrá combinarlo con el yoga, pilates y estiramientos.

¿En Qué Se Diferencia el Cross Training?

Este entrenamiento fitness está indicado para cuando se desea redefinir la forma física, y debe estar asociado a un tipo de entrenamiento más completo.

Se diferencia de los otros métodos por diversas razones:

- Seguramente la intensidad de los ejercicios es mayor que en un entrenamiento clásico.
- Los ejercicios son realizados en serie, con poco tiempo de descanso.
- Los movimientos ejecutados sirven para solicitar todos los grupos musculares.
- Cada sesión es diferente y estimulante.

Las Fases del Cross Training

Una sesión de este entrenamiento en circuito está compuesta por las siguientes fases:

- Calentamiento.
- Ejercicio intenso.
- Estiramientos.

¿Qué Beneficios Tiene?

Los beneficios de este tipo de actividad deportiva son realmente numerosos y de igual importancia. Entre los principales destacan:

- Reduce el riesgo de sufrir daños y lesiones musculares.
- Permite variar la actividad y por ello es difícil aburrirse.
- Se pueden efectuar trabajos diferentes en los músculos.
- Se pueden entrenar más músculos.
- Cuando se sienta molestia en alguna parte del cuerpo, se puede elegir una actividad que no estimule dicha zona.

Aspectos Destacados

Los aspectos únicos de este entrenamiento se refieren a:

- Duración de los entrenos. Estos son breves, duran alrededor de 30 minutos durante al menos 3 veces a la semana, ideal también para las personas que disponen de menos tiempo libre.
- Resultados en poco tiempo. Si adelgazar y redefinir las zonas críticas son tus objetivos, entonces el cross training es la mejor actividad.
- Diferenciación de los ejercicios. El hecho de que cada sesión sea diferente no brinda espacio para el aburrimiento y, se puede disfrutar de un entrenamiento nuevo cada vez que se va al gimnasio.

- Mejora las capacidades físicas. Mejora notablemente la resistencia cardiovascular, la resistencia muscular, la fuerza, la velocidad y elasticidad, el equilibrio y coordinación, así como el tono muscular.

En conclusión, el cross training es una actividad completa y apta para todos aquellos que necesitan tonificar los músculos. Ofrece múltiples beneficios, ciertamente requiere perseverancia y constancia para poder ver los resultados que, en definitiva, no tardarán en llegar.

Spinning. Mantente en Forma al Ritmo de la Música

El Spinning es un entrenamiento de alta intensidad que nos permite mantenernos en forma al ritmo de la música. Es una de las disciplinas que ha tenido mayor éxito y popularidad gracias a la combinación de la demanda de un físico atlético y la diversión que ofrece.

¿Qué es el Spinning?

El spinning es seguramente una de las disciplinas deportivas más desafiantes para entrenar, tanto es así que todos los gimnasios recomiendan a los usuarios llevar a cabo este deporte sólo si poseen un adecuado entrenamiento.

Es una disciplina de elevado consumo calórico, por ello está indicada en particular, para quienes desean adelgazar rápidamente (obviamente asociando un adecuado régimen alimenticio).

La preparación de base debe ser una buena resistencia aeróbica, perfeccionada por una actividad física regular que en su ausencia, no sólo se sentirá mucha fatiga durante la sesión, sino que existe el riesgo de no sentirse bien.

Se pedalea en grupo en una bicicleta para spinning siguiendo las indicaciones de un instructor, buscando la sincronización con una música de fondo, que varía en función del tipo de actividad que se esté realizando.

Ciertamente, no es como pedalear al aire libre, pero con un poco de fantasía se puede tranquilamente pensar que se pedalea a través de llanuras, montañas, colinas.

¿Qué Grupos Musculares Se Trabajan con el Spinning?

Los grupos musculares involucrados son prácticamente los mismos del ciclismo:

- Los músculos de las piernas.
- Glúteos.
- Dorsales.
- Bíceps.
- Tríceps.
- Pectorales.
- Abdominales.

Alimentación, Deporte y Endorfinas
Sanha Miller

¿Cuáles son Los Beneficios Spinning?

Como todos los deportes aeróbicos, el spinning actúa positivamente en el aparato cardiocirculatorio y ejerce una notable función tonificante para los glúteos y muslos, así como los brazos, abdominales y el tórax. Otros beneficios incluyen:

- El sistema cardiovascular y cardiorrespiratorio se potencian.
- Mejora el humor, como en todas las actividades motoras que liberan las endorfinas. Es indudable el bienestar psicológico que deriva de su práctica, sobre todo gracias a la música que acompaña al pedaleo y contribuye enormemente a descargar las tensiones y el nerviosismo.
- Aumenta la capacidad de atención y concentración, así como la confianza en las propias capacidades, desde el momento que el programa de entrenamiento incluye rutinas más desafiantes.

Comparación entre Spinning y Ciclismo

El spinning es una simulación del ciclismo en un ambiente cerrado. Se realiza en una bicicleta de spinning, la cual presenta características diferentes con respecto a la bici normal.

El hecho de seguir clases de spinning grupal al ritmo de la música, alternando el esfuerzo y la velocidad de pedaleo, lo hace una actividad estimulante, pero sobre todo desafiante al no apoyarse en la asiento de la bicicleta. En la práctica, se pedalea en una posición medio-sentada, apoyándose en las piernas y brazos.

La ejecución del spinning con la bicicleta estacionaria o estática ofrece diversas ventajas en relación con la bici tradicional. Entre las principales incluye:

- Puede ser practicado en un lugar cerrado, incluso en los meses invernales cuando las condiciones atmosféricas no lo permiten.
- Ofrece características de ejercicios aeróbicos y anaeróbicos y, de fortalecimiento en tiempos muchos más breves que las bicicletas de carreras o las bicis de montaña (sobre todo cuando los itinerarios de recorrida con estos dos medios son ligeros).
- Es una alternativa válida para aquellos con sobrepeso y que por problemas articulares no pueden correr.
- Las clases de spinning son en grupo y dirigidas por un monitor, lo cual es un estímulo para quien es perezoso o el que se siente poco motivado.

Frecuencia de Entrenamiento

La duración máxima de una sesión de spinning es de 50 minutos, teniendo en cuenta un periodo inicial de calentamiento y una fase final de enfriamiento o relajación.

Al finalizar esta actividad física intensa, es aconsejable compensar las sales minerales perdidas con alguna bebida isotónica.

Beneficios de la Masoterapia Deportiva

Las terapias basadas en el masaje deportivo son muy populares por su eficiencia. Están orientadas a los atletas de cualquier tipo, desde profesionales hasta los que hacen jogging solo los fines de semana, incluso para los que no son atletas y que no practican habitualmente deporte. Descubre a continuación de qué se trata la masoterapia deportiva y sus beneficios.

¿Qué es Masoterapia?

Se tratan de masajes que preparan, relajan y ayudan a los atletas y deportistas. Puede ser útil para antes o después de hacer ejercicio, así como para una competencia. Existen técnicas relacionadas y específicas según el deporte practicado.

Por lo general, las maniobras se concentran en las partes del cuerpo que son más utilizadas y estresadas por movimientos repetitivos y a menudo agresivos. Algunas técnicas de masoterapia están ganando terreno gradualmente en popularidad, y están convirtiéndose en componentes útiles, fundamentales e insustituibles en un sistema de entrenamiento equilibrado.

Cada vez se identifica más con una verdadera y propia terapia constante que puede ser empleada como un medio para mejorar la preparación física y reduce el periodo de recuperación para obtener el máximo rendimiento, durante el entrenamiento o después del mismo.

¿Qué Piensan los Atletas del Masaje Deportivo?

Los atletas que han descubierto la masoterapia, literalmente lo adoran, tanto porque está especialmente diseñado para:

- Promover la flexibilidad.
- Reducir el cansancio.
- Mejorar la resistencia.
- Prevenir lesiones.
- Preparar cuerpo y mente para la meta a alcanzar, y así conseguir un alto rendimiento deportivo.

Una de las principales ventajas de la terapia de masajes deportivos comparado con otras modalidades de masajes es, la capacidad de dirigir adecuadamente las uniones de músculos y tendones.

Alimentación, Deporte y Endorfinas
Sanha Miller

Varios estudios han revelado que con sólo 30 segundos de masajes se pueden mejorar los movimientos y la flexibilidad muscular de un deportista, además de experimentar un menor dolor muscular (si se realizan antes o después del entrenamiento o competencia).

¿Para Quién Es Apto el Masaje Deportivo?

1. Es apto para todos los que se dedican con regularidad a alguna actividad física.
2. Para quienes no son atletas profesionales, la terapia puede ser efectuada cada semana o incluso cada dos.
3. Se puede llevar a cabo de manera regular dependiendo de cómo sea el entrenamiento, según el nivel y la intensidad de los ejercicios.

Beneficios de la Masoterapia

Esta terapia deportiva debería desarrollar un rol importante en la vida de cada deportista, aun cuando ha sufrido una lesión. Esto es porque la manipulación con masajes conlleva una serie de ventajas bien sea a nivel físico, fisiológico y psicológico.

Además, como relajante muscular ofrece energía y un nivel de relajación impresionante, sobre todo en los músculos más agotados, donde por lo general, es concentrado y dirigido el masaje.

Este conjunto de maniobras particulares y localizadas de la masoterapia puede ayudar a:

- Mantener el cuerpo en mejores condiciones generales.
- Fomentar la regeneración muscular.
- Prevenir las lesiones y la perdida de la movilidad.
- Curar y reestablecer la movilidad del tejido muscular dañado.
- Mejorar el performance deportivo.
- Prolongar la duración general del ejercicio efectuado por el deportista.

En lo que se refiere a los efectos físicos del masaje deportivo, los movimientos suaves realizados actúan en los músculos, los vasos sanguíneos y el sistema linfático.

En algunas fases del masaje, éste es más profundo y crea unos poros en las membranas de los tejidos que permiten a los fluidos y sustancias nutritivas entrar en los puntos justos para:

- Ayudar a remover los productos de residuo como el ácido láctico.

- Estimular la oxigenación y el transporte de nutrientes en los músculos para una recuperación más rápida después de alguna lesión o simplemente para retomar las fuerzas.
- Alargar las fibras musculares para liberar a los músculos de las tensiones y presiones acumuladas.
- Mejorar la elasticidad muscular y de los tejidos.
- Reducir el dolor causado por la tensión y la presencia de ácido láctico.
- Relajar los músculos, gracias al calor generado, la circulación y el estiramiento, y por la presión y alargamiento de los tejidos.

Existen también varios efectos psicológicos que están asociados a las técnicas de masoterapia, tales como los que se mencionan a continuación:

- Reduce la ansiedad, sobre todo por sus efectos relajantes.
- Produce una sensación tonificante.
- Ofrece un bienestar general al cuerpo.
- Promueve la liberación de endorfinas.

¿Cuál es el Mejor Momento Para Realizar Estiramientos?

A lo largo de los años se nos ha enseñado, en cada nivel deportivo, que el calentamiento antes de hacer ejercicio debería comprender los estiramientos estáticos para alargar los músculos, oxigenarlos y prepararlos para el esfuerzo. Con el avance de los estudios y los test sofisticados se ha llegado a comprender una realidad diferente.

¿Cuándo Realizar el Estiramiento Físico?

Muchos se preguntan si el estiramiento de músculos se debe llevar a cabo antes o después del entrenamiento, pues la respuesta a esta pregunta es:

- Depende de muchos factores.

Preparar los músculos y los ligamentos para el esfuerzo es sin duda algo positivo. Pero forzarlos aun cuando no se ha realizado un calentamiento previo puede ser contraproducente, si no es que dañino. Así como lo es en fase de recuperación muscular, para evitar prolongar la molesta fase DOMS (conocida también como dolor muscular tardío).

Beneficios Asociados

La importancia del estiramiento radica no tanto en cuándo realizar el estiramiento, sino más bien qué estiramiento llevar a cabo antes y cuál después. No tiene contraindicaciones, sino más bien óptimas ventajas:

- Aporta beneficios a nivel muscular y de los tendones, al aumentar la elasticidad muscular.
- Previene traumas en las articulaciones.
- Estimula la lubricación articular.
- Favorece la circulación sanguínea.
- Mejora la respiración.
- Disminuye la presión arterial.
- Reduce el estrés físico.
- Favorece la coordinación física de los movimientos.

¿Qué Partes del Cuerpo Estirar?

Una carrera o caminata a paso rápido no involucra sólo las piernas. Todo el cuerpo participa en el movimiento. Esto significa que cada parte debe ser calentada con los adecuados ejercicios de estiramiento: brazos, hombros y caderas, zona lumbar, muslos, pantorrillas y tobillos.

Duración

- Se recomienda mantener la posición de estiramiento por 20-30 segundos, con eso es suficiente para obtener el máximo efecto, y sin tener que sentir dolor.

Evitar los rebotes durante esta fase. Realizar 2-3 series para cada ejercicio.

Respiración

Debe ser siempre normal y tranquila. Nunca contener la respiración durante los ejercicios para estirar:

- Inspirar antes de ejecutar el estiramiento y después espirar para ayudar al movimiento. De este modo se disminuyen las eventuales tensiones.

Una respiración correcta oxigena la sangre pudiéndose mejorar la circulación.

Estiramientos Dinámicos. Para Antes del Entrenamiento

Para preparar los músculos y ligamentos que sufrirán un esfuerzo en el entreno, sin lugar a dudas, es útil una sesión de calentamiento. El estiramiento dinámico, suave y gradual, puede formar parte de esta fase de preparación, sobre todo si la rutina requiere un trabajo moderado y prolongado.

A continuación, te mostramos 3 ejemplos de ejercicios de estiramiento dinámico:

1. Oscilación de las piernas. Manteniendo derecha la espalda, llevar una pierna hacia adelante y hacia atrás con un amplio movimiento (30 repeticiones para cada una).
2. Rodillas elevadas. Durante una marcha en el mismo lugar o una marcha lenta, alzar lo máximo posible las rodillas hacia el pecho (30 repeticiones para cada rodilla).
3. Patada posterior. Llevar una pierna a la vez hacia atrás, buscando tocar el glúteo con el talón (30 repeticiones por pierna).

Estiramiento Estático. Para Después del Entrenamiento

Una buena sesión de estiramiento estático al finalizar de entrenar, sobre todo si es acompañada por una perfecta actividad respiratoria, nos ayuda en la rápida recuperación deportiva y a evitar la desagradable sensación de dolor típica del ejercicio intenso, con otros beneficios relacionados, entre los que se encuentran:

- Estiramiento de los músculos.
- Irrigación sanguínea.
- Oxigenación muscular.
- Drenaje de las sustancias de residuo.

3 Ejemplos de Ejercicios de Estiramiento Estático

1. Ejercicio Estocadas. Llevar hacia adelante una pierna, como para hacer un paso largo. Doblar la rodilla delantera, manteniendo la espalda y la pierna trasera estirada (10 estocadas por cada pierna, manteniendo la posición por 20 segundos).
2. Estiramiento del cuádriceps femoral. Sostener una pierna doblando la rodilla hacia atrás hasta que el talón toque el glúteo, mantener una posición firme por 20 segundos para cada pierna.
3. Estiramiento acostado. En posición supina, sostener la pierna aferrando la rodilla que se mantiene doblada hacia el pecho (realizar 10 flexiones por pierna, manteniéndola por 20 segundos).

El Estiramiento No Es Sinónimo de Dolor

El dolor es siempre una señal alarmante. Por esto, bien sea antes o después de entrenar, cuando los ejercicios de estiramientos nos provocan dolor, significa que hemos alcanzado un límite y que no mejorará perseverando o manteniendo la postura por los clásicos 20-30 segundos.

El secreto está en escuchar las señales del propio cuerpo para evitar dañarlo inútilmente.

¿Se Puede Perder Peso de Manera Localizada?

A lo largo del año, en más de una ocasión, nos proponemos perder peso para que nos vean bien y sentirnos mejor. Nos apuntamos al gimnasio con la esperanza de quitar esa grasita que, por lo general, se acumula en los muslos y glúteos en el caso de las mujeres, y oculta los abdominales en el caso de los hombres. La pregunta es: ¿Se puede perder peso de manera localizada?

Uno de los desafíos más grandes de un personal trainer es promover el adelgazamiento local de los propios clientes. Desde años hemos oído que eliminar la grasa de manera puntual es sólo una idea atractiva desde el punto de vista estético, pero, poco realista ya que está privada de bases científicas.

¿Existe el Adelgazamiento Localizado?

En un estudio presentado en el European Journal Psychology cuyo objetivo era evidenciar cómo es posible eliminar grasa corporal utilizando métodos no exclusivamente aeróbicos, los resultados demostraron que con el entrenamiento cardiovascular es posible inducir una reducción de grasa de manera parcial. Sin embargo, esto no es aún aceptado por la comunidad científica internacional.

Actividad Aeróbica y Ejercicios de Tonificación

Los ejercicios aeróbicos por al menos 30-40 minutos favorecen eliminar grasa del cuerpo de manera general. Si a esta actividad se asocian ejercicios de tonificación focalizados, puede funcionar como un entrenamiento para bajar de peso.

De cualquier manera, es necesario aclarar que no es posible adelgazar exclusivamente en una zona corporal. El estudio que hemos mencionado simplemente confirma que con entrenamientos oportunos y una dieta equilibrada se puede eliminar grasa localizada sólo si todo esto ocurre en un contexto de adelgazamiento general.

Métodos Eficaces Para Adelgazar

- Entrenamiento por Circuitos

Entre las ventajas de los métodos de entrenamiento por circuitos se encuentran:

a) Tonificación muscular y pérdida de peso.

b) Entrenamiento más divertido.
c) Se puede aprovechar mejor el tiempo para disfrutar los beneficios del deporte.

Hormonas, Entrenamiento y Dieta

La adiposidad localizada es influenciada por diversas hormonas en el plasma sanguineo. Quien presenta bajos niveles de testosterona asociados a altos niveles de cortisol tiende a tener una adiposidad concentrada sobre todo en las regiones del abdomen, mientras que la masa muscular de los brazos y las piernas se ve reducida. Este fenómeno es conocido como obesidad androide (típica de los hombres).

Por su parte, los altos niveles de estrógenos se asocian a un aumento del espesor del pliegue cutáneo del tríceps, muslos y glúteos, lo cual se conoce como obesidad ginoide o periférica (típico en las mujeres).

En el tejido adiposo existe una enzima llamada aromatasa capaz de transformar la testosterona en estrógenos. Así el cuerpo femenino podría compensar una caída de los estrógenos acumulando grasa. Por el contrario, el cuerpo masculino podría defenderse de un exceso de andrógenos (por ejemplo, esteroides anabolizantes) convirtiéndolos en estrógenos.

Cuando los hombres producen muchos estrógenos, presentan ciertas características femeninas como:

- Aumento del tejido mamario, es decir, ginecomastia.

Aparte, es posible tener bajo control estas hormonas por medio de:

- El entrenamiento.
- Un estilo de vida saludable y,
- Una alimentación equilibrada.

Algunos Consejos Útiles

- Para contrarrestar el exceso de estrógenos
1. No exagerar en el consumo de carne.
2. Consumir alimentos ricos en fibra (frutas y verduras).
3. Realizar ejercicios para bajar de peso.

- Para contrarestar la caída de testosterona

1. Control de peso. En las personas obesas los niveles de testosterona son notablemente reducidos, por el contrario, los niveles de estrógenos aumentan.
2. Realizar ejercicios de fortalecimiento muscular que involucre múltiples articulaciones. Tales como sentadillas, prensa de pecho en banco, peso muerto, utilizando cargas entre el 75-90% del máximo.

- Para combatir el exceso de cortisol

El cortisol es conocido como la hormona del estrés, por tanto, debes:

1. Llevar un estilo de vida saludable.
2. Dormir adecuadamente.
3. Consumir desayunos nutritivos y realizar meriendas entre comidas. Evitar el ayuno y dietas muy estrictas.
4. Evitar entrenamientos muy largos e intensos.
5. Combinar actividad aeróbica con ejercicios de trabajo muscular.
6. Después de entrenar, consumir carbohidratos de alto índice glucémico con suplementos de proteínas para la recuperación muscular.

Proteínas y Músculos. Todo lo Que Necesitas Saber

Existe una estrecha relación entre las proteínas y los músculos. Las proteínas tienen múltiples funciones, entre ellas: como catalizadores (enzimas), defensores (anticuerpos), y reguladores (hormonas), pero a su vez tienen el importante rol de reconstruir los diversos órganos y tejidos, entre ellos los músculos. En este post encontrarás todo lo que necesitas saber al respecto.

Los músculos son ciertamente la parte principal del atleta en la biomécanica deportiva, tienen la tarea de convertir la energía química interna, bajo la forma de ATP, en trabajo externo en el tiempo (potencia) a través de la fuerza.

En la práctica, en el ejercicio físico cuando el músculo se contrae o relaja contínuamente en relación a determinadas cargas o esfuerzos, la estructura de las fibras musculares experimenta micro rupturas y, propiamente su reparación por parte de las proteínas en los periodos sucesivos de reposo determina una regeneración muscular, en términos de aumento de la masa y potencia.

Las Proteínas Construyen

El cuerpo humano es una máquina perfecta y para poder trabajar de manera eficiente requiere de todos los macronutrientes y micronutrientes, los cuales se deben consumir equilibradamente sin beneficiar a unos y perjudicar a otros. Hace falta pensar en términos de energía metabólica.

Ciertamente, lo que consume calorías en nuestro organismo es la masa magra, definida como masa metabólicamente activa porque consume oxígeno produciendo dióxido de carbono como residuo.

Analizando estos consumos, claramente participan los músculos, los cuales cuando son solicitados con el ejercicio físico pueden aumentar su actividad metabólica, incrementando también su volumen y eficacia.

La investigación ha mostrado claramente como los atletas que llevan una dieta equilibrada, satisfacen sus propias necesidades de energía, aumentando el rendimiento deportivo y manteniendo un buen estado de salud.

Por el contrario, los deportistas que mantienen una dieta baja en calorías con relación a las propias exigencias del entrenamiento que llevan a cabo, están sujetos a una perdida de masa muscular y una mayor predisposición a las enfermedades cardiovasculares, diabetes tipo 2 y cáncer.

Los Carbohidratos Aportan Energía

El cuerpo necesita de un carburante para poder funcionar, es aquí donde la glucosa actúa como la forma de energía a la cual nuestras células recurren, incluidas las células musculares, bien sea en condiciones normales, así como al realizar algún esfuerzo muscular.

Aquellas personas que desean aumentar la masa muscular y perder grasa corporal cometen el error de eliminar los carbohidratos y aumentar el insumo de proteínas. Lamentablemente de esta manera solo se logra que el organismo ponga en acción una serie de mecanismos de compensación, para encontrar la energía en otras fuentes y, por tanto, anula el anabolismo en el músculo.

El Principio es el Mismo

Las proteínas son constructores esenciales para restablecer los tejidos. Por consiguiente, están constantemente involucradas en procesos de degradación y síntesis de fibras musculares.

Durante la actividad física, los músculos son expuestos a determinadas cargas e intensidad de trabajo, por tanto, la síntesis proteica es mejorada favoreciendo una renovación veloz de las fibras desgastadas, que se traduce en un incremento de la masa muscular y de la fuerza física en relación con el ejercicio desarrollado.

Obviamente, es necesario aportar la adecuada cantidad de proteínas esenciales al organismo. La ingesta óptima gira en torno a 0,9-1,0 gr. por cada kg de peso corporal al día. Aunque según los entrenamientos se puede llegar incluso a 1,4-2,0 gr/kg de peso corporal diario dependiendo de la intensidad del entreno.

Ten Cuidado...

Si se aporta una cantidad insuficiente de proteínas en la dieta, se tendrá un equilibrio neto negativo que puede aumentar el catabolismo proteico dando lugar a una recuperación lenta después del entrenamiento. Lo anterior puede conducir en el curso del tiempo a una atrofia muscular.

Además, es necesario recalcar que no todas las proteínas son iguales, de hecho, el perfil de aminoácidos difiere en base a la fuente de la cual se obtienen. Esto influye a su vez en la tasa de digestión, absorción y en la actividad metabólica de la proteína.

Lo anterior es importante, así que no es sólo la cantidad sino además la calidad de las proteínas consumidas, se debe dar preferencias a las proteínas de alto valor biológico (carne, pescado y huevos) que contienen aminoácidos esenciales, pero no se deben excluir aquellas de valor biológico bajo/medio (vegetales, hortalizas y frutas).

Esto no significa que se deban aumentar los alimentos de origen animal en vez de las proteínas de origen vegetal, porque un excesivo consumo de los primeros está relacionado con numerosas patologías como la obesidad, enfermedades cardiovasculares, tumores y patologías renales.

¿Cuándo Consumir las Proteínas?

Se habla de una ventana anabólica, es decir el periodo de tiempo post-entrenamiento en el cual nuestro organismo es como una esponja por la carencia de nutrientes. En este intervalo de tiempo se necesita maximizar el restablecimiento de las reservas de glucógeno y reparar las fibras musculares degradadas.

Así pues, después de entrenar se recomienda consumir:

- Alimentos ricos en proteínas.
- Carbohidratos de alto índice glucémico, para que las proteínas favorezcan la reconstrucción del músculo y los carbohidratos determinen una subida veloz de la insulina. Esta hormona es considerada anabólica, pero en realidad su acción es la de inhibir determinados procesos celulares, entre los que se incluye la degradación de proteínas.

Por otro lado, el consumo exagerado de aminoácidos además de ser prácticamente ineficaz puede resultar peligroso, porque existe un umbral en el cual estos son empleados para la síntesis proteica. Una vez superado este umbral, el exceso de proteínas se utiliza para otros propósitos:

- Obtener nueva energía que puede ser utilizada inmediatamente cuando sea necesario, o ser expulsadas por medio de la orina.

No se puede olvidar, la importancia de una correcta hidratación durante la rutina de ejercicios para asegurar que estos procesos se desarrollen normalmente.

Proteínas Invencibles en el Entrenamiento

Los huevos son las proteínas invencibles en el entrenamiento, representan la unión perfecta cuando se habla de aminoácidos. Para los que aún tienen dudas respecto al valor nutricional del huevo con este post buscamos aclarar las ideas en un recurso que, para muchos deportistas sobre todo los que desean aumentar la masa muscular, es una verdadera bomba sin comparación.

Valor Biológico de la Proteína de Huevo

Los huevos son alimentos ricos en proteínas de altísimo valor biológico, de suma importancia para los atletas y los deportistas en general.

El valor biológico es un parámetro de evaluación de los alimentos que se basa en:

- La calidad de las proteínas.
- El perfil ácido-amino y,
- Su digestibilidad.

Es la relación entre el nitrógeno retenido (el que se pierde con las heces y la orina) y el nitrógeno absorbido.

A continuación, se enumeran los alimentos con proteínas de mayor consumo, el número a la derecha es el valor biológico de las proteínas de cada uno:

- Carne bovina: valor biológico 80.
- Pescado: valor biológico 78.
- Leche: valor biológico 91.
- Soya: valor biológico 74.
- Grano: valor biológico 54.
- Maní: valor biológico 43.
- Huevo: valor biológico 100.

Composición del Huevo

Es el alimento de origen animal más apreciado entre los atletas. No existen proteínas de valor nutricional superior a la del huevo. Está compuesto por la yema, clara y la cáscara.

- La yema contiene fosfoproteínas y lípidos bajo la forma de lipoproteínas, grasas, minerales y vitaminas.

- Las grasas están formadas por triglicéridos de ácido oleico, palmítico, y esteárico, y de fosfolípidos constituidos en su mayor parte de lecitina.
- Los minerales presentes son: fósforo, calcio, potasio, magnesio, hierro.
- La vitamina A y vitamina D están presentes en alta cantidad, así como vitamina B (B1, B2) y vitamina E.
- La clara está esencialmente compuesta por albúmina (proteínas). Es más rica en potasio que la yema, pero tiene menos calcio y fosforo.

La albumina es la proteína más importante que tenemos en el cuerpo y constituye el 60% de todas las proteínas en circulación. Esto significa que una vez consumida es reconocida inmediatamente, asimilada y digerida con mucha facilidad por el organismo (salvo en ciertos casos específicos referidos a intolerancia). Es por ello que el huevo ocupa la posición número 1 entre los alimentos para ganar masa muscular.

La cáscara está formada por carbonato de calcio y presenta miles de pequeños poros que permiten el intercambio de los gases interno y externo.

En resumen, un huevo entero contiene alrededor del 14% de proteínas y muchas más vitaminas que la leche. Como última medida de comparación, el valor nutritivo de un huevo corresponde a unos 115 gr. de leche, 40 gr. de carne y 60 gr. de carne de bovino.

¿Mito o Realidad?

Algunas veces se tiende a pensar que el huevo sea poco digerible, pero en realidad no es así. Dos huevos ligeramente hervidos abandonan el estómago en un tiempo aproximado de 1 hora y ¾, dos huevos duros en 3 horas. Mientras que para la leche se necesitan 2 horas y media, y la carne 3 horas.

Por otro lado, durante años se ha creado una campaña alarmante y confusa relacionada con el huevo y el colesterol, pero se trata de un falso mito, uno de los más grandes errores sobre la alimentación. No es cierto que los huevos incrementan la tasa del colesterol:

- El 80% del colesterol en circulación es producido por el organismo, y
- Solo un 20% proviene de la alimentación.

Cuidado con la Cocción...

La yema es bien tolerada tanto cruda como cocida, mientras que la clara es menos digerible en general, tanto que existe una gran diferencia entre crudo y cocido.

La clara cruda es digerible sólo en un 50%, por tanto, el resto es eliminado a través de las heces, mientras que si es cocida su digestibilidad aumenta al 92%. Así que evita consumir los clásicos huevos crudos, bien sea por lo que acabamos de mencionar como por la asimilación de las proteínas en sí (una parte se pierde).

Además, en la clara está presente la avidina, una glicoproteína básica que se relaciona con la vitamina H (B8) dando origen a un complejo no digerible. Así pues, quien consume muchos huevos crudos (la clara del huevo) está en riesgo de tener una carencia de vitamina H. En cambio, con la cocción la avidina es desnaturalizada.

Recuerda, la clara siempre debe consumirse previa cocción.

Conoce el Metabolismo Energético Celular en el Ejercicio

El metabolismo energético celular comprende el conjunto de procesos que generan energía celular (ATP) tras la descomposición de los azúcares (glucólisis), lípidos, y en una pequeña proporción, las proteínas. Ser consciente de cómo se lleva a cabo el metabolismo energético y su relación con el ejercicio físico, te ayudará a seleccionar los alimentos adecuados para una dieta equilibrada y combinarlo con rutinas de entrenamiento.

Vitaminas y Metabolismo Energético

La producción de ATP es fundamental para el correcto desenvolvimiento de las funciones vitales del organismo por medio de la conversión de ATP en ADP. Las vitaminas desarrollan un rol esencial en el metabolismo energético.

El metabolismo lipídico es influenciado por la vitamina B1, B6 y B12. Su carencia tiene un efecto aterogénico determinando un aumento significativo de la deposición de los lípidos en las arterias.

La riboflavina (vitamina B2) es transformada en coenzimas involucradas en la síntesis de los ácidos grasos, mientras que la vitamina C es capaz de disminuir en gran medida los valores del colesterol en la sangre.

La niacina puede ser muy eficaz para reducir colesterol y triglicéridos, y aumentar los valores de HDL.

Las vitaminas del grupo B son esenciales para el metabolismo de los carbohidratos, contribuyen a convertir los hidratos de carbono en energía ATP. A su vez, están involucradas en el metabolismo proteíco.

Metabolismo en el Trabajo Muscular

Existe una relación directa entre la intensidad del ejercicio y el consumo de las grasas:

- Las calorías para satisfacer las necesidades energéticas del organismo provienen en porcentajes diferentes de la oxidación de los carbohidratos (glucosa en el plasma sanguíneo, y glucógeno muscular), proteínas y lípidos (ácidos grasos del tejido adiposo y triglicéridos musculares).

Factores Que Determinan el Metabolismo Muscular

Los principales factores que determinan cuáles de estos tres sustratos energéticos serán utilizados por los músculos durante el ejercicio son:

- Tipos de ejercicios.
- Duración e intensidad del entrenamiento.
- Composición de la dieta (estado nutricional de la persona).
- Estado de salud del deportista.

Metabolismo de las Grasas Durante el Ejercicio

En la actividad física de baja intensidad (25-30% del VO2 max) la energía es proveída principalmente por el metabolismo lipídico con liberación de ácidos grasos de los triglicéridos en el tejido adiposo (para quienes siguen dietas para adelgazar). Mientras que los triglicéridos intramusculares y el glucógeno no contribuyen en manera determinante a la producción energética.

La máxima activación del metabolismo de los ácidos grasos es alcanzada medianamente después de 20-30 minutos del inicio del ejercicio físico. La movilización de los ácidos grasos del tejido adiposo, su sucesivo transporte en la sangre por medio del aminoácido albumina, su entrada en las células y luego en la mitocondria es un proceso lento.

Es más, al empezar la rutina de ejercicios son empleados principalmente los ácidos grasos presentes en la sangre y, solamente después, cuando su nivel plasmático disminuye, es cuando aumenta la liberación de los ácidos grasos del tejido adiposo.

¿Cómo Influye La Intensidad del Entrenamiento?

Si el entrenamiento es de baja intensidad pero de breve duración, los lípidos y carbohidratos contribuyen en igual manera a la solicitud energética durante el entreno.

Si en cambio es de baja intensidad y se prolonga por al menos una hora, existe un agotamiento de las reservas de glucógeno y, por consiguiente, se promueve una mayor utilización de los lípidos (que llegan a cubrir el 80% de la reserva energética).

A una intensidad más alta, la utilización de las grasas permanece constante, aunque existe un progresivo aumento del empleo de la glucosa y glucógeno muscular (la cantidad de energía liberada por la oxidación de los ácidos grasos varía del 25-75% del VO2 max).

Adicionalmente, cuando se entrena constantemente, el entrenamiento permite ahorrar las reservas de glucógeno y optimizar el empleo de las grasas con fines energéticos.

Conoce las Funciones de los Ácidos Grasos

Los ácidos grasos están compuestos por carbono, hidrógeno y oxígeno, comúnmente se encuentran en alimentos de origen animal, así como de origen vegetal. Según las características de los lípidos se componen de moléculas diferentes. Como tal juegan un rol esencial en las disciplinas deportivas de larga duración hasta el punto de suministrar el 80% de la cuota energética utilizada.

¿Qué Son Las Grasas?

Las grasas (o lípidos) son una de las 4 clases de moléculas orgánicas, junto a los carbohidratos, proteínas y ácidos nucleicos. Pueden ser clasificadas en base a su solubilidad.

Los lípidos de origen animal y vegetal tienen un papel fundamental en el aporte de energía calórica: cada gramo equivale a 9 calorías (más del doble con respecto a los glúcidos y prótidos). Su utilización como fuente energética ocurre mediante el proceso de beta oxidación.

Función Principal de los Lípidos

Desarrollan importantes funciones, entre las que mencionamos a continuación:

- Protección mecánica a órganos como el hígado, bazo, corazón, riñones, médula espinal, cerebro.
- Aislante térmico en la formación de depósito subcutáneo.
- Reserva energética (9 cal/gr).
- Transporte y asimilación de vitaminas liposolubles, tales como A, D, E, K.
- Aporte de los constituyentes fundamentales de hormonas sexuales (estrógenos, progesterona, testosterona) y prostaglandinas.

Cantidad Presente en el Organismo

En los adultos los lípidos están presentes en una medida variable, en promedio se pueden encontrar 10/12 kg de grasa corporal distribuida en diversas zonas anatómicas y con diferentes funciones.

Tal y como se mencionó anteriormente, estos cumplen la función principal de acumulación energética, así mismo constituyen un componente vital en la formación de la membrana celular, de las estructuras de revestimiento del sistema nervioso y llevan a cabo el papel de precursores hormonales.

En el cuerpo humano los lípidos simples de acumulación (del cual forman parte los triglicéridos) representan el 98% de las grasas totales. La utilización de la grasa corporal como energía ocurre a través de la división en ácidos grasos y glicerol. Este último sufre una transformación en el hígado que lo convierte en glucosa (la primera fuente energética para las células).

¿Cuál Debe Ser la Cuota de Lípidos en la Alimentación?

En una correcta alimentación, la cuota calórica proveniente de los lípidos no debería exceder el 30% de las calorías totales consumidas (muchos autores reducen el nivel máximo al 15%, tanto para sedentarios como atletas). Al menos la mitad debería estar representada por las grasas mono insaturadas.

Ácidos Grasos Esenciales

Existen una serie de ácidos grasos esenciales, así han sido definidos ya que nuestro organismo no es capaz de sintetizarlos de modo autónomo. Se trata de:

- Ácido linolénico (ácidos grasos omega 3). Normalmente presente en los frutos secos, semillas de lino, leche de soja, huevos, coliflor y el pescado (merluza, atún, caballa, salmón y sardinas). La dosis ideal para consumir al día es mínimo 500 mg en los adultos.
- Ácido linoleico (ácidos grasos omega 6). Se encuentra comúnmente en el aceite de semillas (lino, sésamo, soja, girasol, germen de trigo), frutos secos (en particular nueces, maní, pistachos o almendras) y legumbres (como los garbanzos). La dosis adecuada de omega 6 es de 3-5 gr. al día / adulto.

Para que la relación entre omega 6 y omega 3 sea perfecta debería ser de 6:1.

Alimentación Equilibrada

Recuerda que una dieta sana y equilibrada es aquella que permite mantener el cuerpo con salud y el peso bajo control.

No se debe excluir ningún grupo alimenticio, porque para aquellos que quieren adelgazar correctamente es necesario seguir una alimentación rica en sustancias beneficiosas para el organismo tales como: los ácidos grasos omega 3 y omega 6, del cual hablamos anteriormente.

Sintetizando, se deben incluir en la justa proporción pues permiten una funcionalidad regular de:

- Los procesos de crecimiento.
- La producción energética.
- La protección de las membranas celulares.
- Síntesis de la hemoglobina.
- Función sexual.
- Reducción del colesterol total (y en particular del LDL).

¿Por Qué Moverse Mejora la Calidad de Vida?

La actividad física, la salud y el envejecimiento activo y saludable van de la mano, pero tienes idea de ¿por qué moverse mejora la calidad de vida? El síntoma más evidente en las personas sedentarias por la falta de ejercicio es el sobrepeso, con sus peligrosos efectos colaterales. La acumulación de grasa y el sedentarismo son un fenómeno mortal para las expectativas de vida.

El Sedentarismo y la Calidad de Vida

Para quien está dentro del rango normal de peso corporal, pero que sin embargo es sedentario, ¿puede considerar su propia salud con menor riesgo de sufrir enfermedades? ¿Bastaría solamente no tener un vientre abultado, mientras seguimos sentados en el sofá, frente a la televisión o al ordenador durante todo el tiempo libre posible? El sedentarismo es otro factor que prepara el terreno para la enfermedad, y por consiguiente, una reducida expectativa de vida.

Ya en los años 40 y 50 del siglo pasado, estudios epidemiológicos relacionados con la enfermedad de la arteria coronaria comenzaban a apuntar en el índice de sedentarismo como uno de los factores predispuestos. De hecho, la vida sedentaria es uno de los 4 factores de riesgo coronario, además de fumar, la hipertensión y la hipercolesterolemia.

Daños Asociados al Sedentarismo Físico

- Una persona sedentaria tiene doble posibilidad de sufrir problemas del corazón.
- El mismo nivel de riesgo lo corre quien sufre de hipertensión, quien fuma o aquel que tiene el colesterol alto.
- Al menos el 30% de las muertes relacionadas con complicaciones cardíacas, diabetes y cáncer de colón se deben por llevar una vida sedentaria.
- La falta de ejercicio físico aumenta el riesgo de mortalidad por todas las causas, donde la enfermedad cardiovascular es la protagonista indiscutible.

Tanto así que entre los factores más mencionados con riesgo de mortalidad se encuentra el fumar, la obesidad, la hipertensión, la diabetes y un exceso de líquidos plasmáticos (colesterol y triglicéridos). A pesar de todo, estos factores de riesgo pueden ser evitados con el deporte.

Salud y Actividad Física

Muchos se preguntan cuál es la relación entre salud y actividad física, para comprender la respuesta debemos mirar en la escala cronológica de la evolución:

- Nuestros antecesores han transcurrido millones de años evolucionando en la adaptación a condiciones ambientales duras, cazando y desplazándose a largas distancias en búsqueda de alimentos.
- En este cuadro ha salido favorecido quien ha desarrollado una mejor adaptación a la fatiga.

Es más, la actividad física ha sido y será el estímulo biológico esencial necesario para mantenerse eficientes y sanos. En resumen, hemos sido programados para estar en constante movimiento.

Dosificación del Ejercicio Físico

Ya es clara la correlación que existe entre hacer deporte y la disminución de la tasa de mortalidad:

- Realizar ejercicios moderadamente (mínimo 3 veces por semana) promueve la salud, ya que los riesgos de mortalidad por todas las causas se reducen si aumenta la eficiencia física.
- En cuanto a la duración de los ejercicios aeróbicos a realizar, depende esencialmente de la intensidad de la actividad:
  a) De intensidad moderada, durante 30 minutos, 5 veces a la semana.
  b) De intensidad alta, durante 20 minutos, 3 veces a la semana.
- De 2 a 3 veces por semana los adultos pueden realizar también entrenamiento con pesas para cada uno de los mayores grupos musculares, incluyendo además ejercicios de equilibrio, agilidad y coordinación.
- Se recomienda llevar a cabo ejercicios de estiramiento al finalizar cada rutina de entreno.

Los sujetos físicamente activos viven en promedio entre 1-2 años más que los sedentarios. Es importante resaltar que el entrenamiento constante produce efectos beneficiosos en el sistema cardiovascular, respiratorio y muscular. En términos resumidos, la eficiencia física es inversamente proporcional al riesgo de mortalidad.

Alimentación, Deporte y Endorfinas
Sanha Miller

Falta de Sueño. Un Problema Serio en el Fitness

Son millones de personas con déficit de sueño, las consecuencias son el estrés, enfermedades del corazón y daños en el cerebro. ¿Qué hacer al respecto? La falta de sueño puede crear diversos problemas en la salud física y mental, pero el ejercicio y algunas técnicas de relajación pueden ayudar a remediar esta situación.

Una vida en continuo movimiento, en el que la crisis económica y el frenesí cotidiano no ayudan a conciliar sueños tranquilos. Llegada la noche nos encontramos muertos de cansancio y estresados, y cuando finalmente estamos acostados en la cama, permanecemos horas tratando de dormir.

Causas del Insomnio

Es común que un 50% de las personas que sufren de insomnio se despierten en medio de la noche, mientras que otro 45% no consiguen la cantidad de horas adecuadas de sueño porque se acuestan muy tarde y se levantan temprano.

Entre las causas del insomnio destacan la preocupación y el estrés por ciertos aspectos de la vida privada o profesional que influyen a más del 40% de los que sufren de insomnio. Le sigue un 16% de las personas que se sienten bajo presión laboral (por los plazos de entrega), con tantas cosas que terminar y con tan poco tiempo para hacerlo.

Las mujeres "multitarea", divididas entre el trabajo y la familia, son quienes se resienten más de estos problemas. Es una situación alarmante que está en contínuo crecimiento en los últimos años, tanto que el estrés tiene consecuencias negativas también en el reposo nocturno.

Sueño y Rendimiento Deportivo

La relación estrecha entre la calidad y cantidad del sueño y el rendimientos deportivo es más que notoria. Cuando dormimos nuestro organismo se regenera, produciendo la hormona del crecimiento, fundamental para reparar los tejidos (musculares, tendones, cartílagos) que han sido puestos bajo estrés durante la actividad física.

Si una persona no logra conciliar un sueño de calidad, su performance en el deporte se verá sustancialmente disminuido, pues se sentirá sin fuerzas, sin la suficiente energía para afrontar los retos físicos, además hay que tener en cuenta, que los niveles hormonales se verán alterados y por consiguiente la recuperación muscular post-entrenamiento se verá afectada.

De ahí que el sueño es vital para todos los deportistas y es necesario incluirlo en la rutina cotidiana, dedicando entre 7 y 8 horas al día.

Una regla de oro es esperar una hora después de cenar para después ir a la cama. Puede ser útil crear un ritual de relajación: leer un libro, escuchar música,... o elegir actividades que ayuden al cerebro a ralentizar los ritmos y faciliten la llegada del sueño.

Algo que se debe evitar antes de dormir, en cuanto sea posible, es ver la tv, pc, smartphone y tablet, cuya luz mantiene el cerebro hiperactivo e interfiere con el sueño.

¿Cómo Influye la Actividad Física en el Sueño?

Son muchas las investigaciones que demuestran como el ejercicio físico ayuda a mejorar las propias ideas de sí mismo, alejando los pensamientos negativos y, experimentando un estado de bienestar general placentero.

Todo esto sucede gracias a los sofisticados mecanismos químicos y enzimáticos que, durante el deporte, nuestro organismo despliega y por medio de los cuales se liberan las endorfinas, mejor conocida como la hormona de la felicidad, que tiene la misma eficacia de los fármacos antidepresivos.

A esta característica específica se agrega a su vez la mayor oxigenación de los tejidos en general, y del cerebro en particular. La demostración científica de ambos beneficios en la obtención de una buena calidad del sueño ha sido suministrada por la University of Stanford, estudiando 40 personas con edades comprendidas entre los 50 y 70 años que sufrían de insomnio crónico.

Los miembros de dicha población en estudio fueron puestos bajo un programa de entrenamiento físico regular en base a sus capacidades, por un total de 3 horas a la semana. Al final del experimento, evidenciaron mejoras tanto en la duración como en la calidad del sueño.

Alimentación, Deporte y Endorfinas
Sanha Miller

Título:
Alimentación, Deporte y Endorfinas
Autor: Sanha Miller
Febrero 2017